DES

MYOTONIES ATROPHIQUES

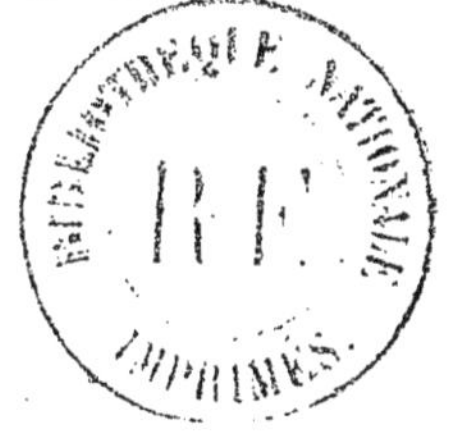

PAR

Le Dr G. de MAGNEVAL

LYON

A. REY & Cie, IMPRIMEURS-ÉDITEURS DE L'UNIVERSITÉ

4, RUE GENTIL, 4

1904

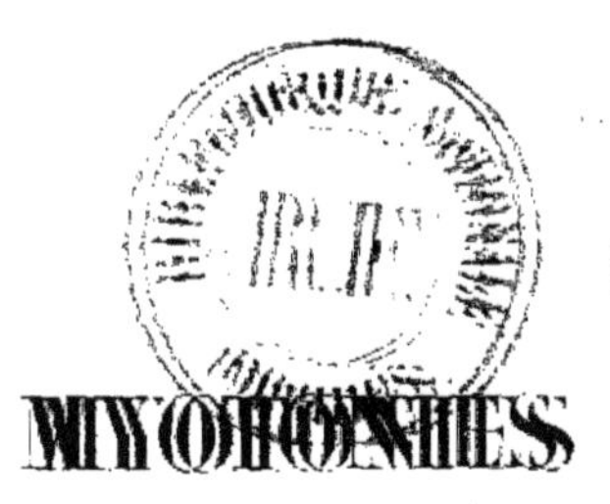

DES

MYOPATHIES ATROPHIQUES

DES

MYOTONIES ATROPHIQUES

PAR

Le Dr G. de MAGNEVAL

LYON

A. REY & Cie, IMPRIMEURS-EDITEURS DE L'UNIVERSITE

4, RUE GENTIL, 4

1904

Nous adressons nos respectueux hommages à la mémoire de ceux dont nous fûmes l'externe : MM. les professeurs Laroyenne, Gayet et Gailleton.

Nous remercions tous ceux qui se sont intéressés à nous au cours de nos études médicales : M. le professeur Auguste Pollosson, M. le professeur Bondet, qui nous fait l'honneur de présider notre thèse, MM. Nové-Josserand, Vallas, Condamin, Pic, Lyonnet, Paviot et Carle.

Nous remercions enfin M. Lannois qui a bien voulu nous donner le sujet de cette thèse et nous aider de ses conseils.

INTRODUCTION

Il est un fait sur lequel il serait banal d'insister, c'est celui de la discordance existant entre la clinique et la pathologie. En pathologie, il existe avant tout des cadres dans lesquels les symptômes viennent se ranger d'après leur ordre de fréquence, sont pour ainsi dire hiérarchisés; en clinique, il n'y a que des faits isolés, se reliant insensiblement les uns aux autres. Et c'est cette discordance qui rend souvent le diagnostic très difficile. Nous en avons eu une preuve dans l'observation qui a été le point de départ de notre étude. Nous nous sommes trouvé, en effet, en présence de symptômes qui semblaient se contredire ; d'un côté, nous pouvions noter tous les signes caractéristiques de la maladie de Thomsen, de l'autre, ceux que l'on décrit dans les myopathies.

La myotonie, qui coïncide souvent avec une augmentation de volume et de dureté du muscle, coexistait chez notre malade avec une atrophie musculaire.

Comment concilier ces deux faits ? Y a-t-il intérêt à grouper dans un chapitre spécial de pathologie les cas de ce genre et de les considérer comme une maladie de passage, entre la maladie de Thomsen et les myopathies ?

Voilà ce que nous allons essayer de faire, après une étude préalable, cependant, du tonus musculaire et de ses modifications dans la pathologie nerveuse ; qu'il nous soit permis, à cette occasion, de remercier M. le professeur agrégé Lannois, qui a bien voulu diriger nos recherches, nous aider de ses conseils et nous communiquer les bonnes feuilles d'un travail qu'il a fait sur ce sujet et qui va paraître prochainement dans la *Nouvelle Iconographie de la Salpêtrière*. Nous ne saurions oublier M. Meige, directeur de cette Revue, et nous tenons à le remercier de l'amabilité avec laquelle il a fait faire pour nous, un tirage à part des épreuves photographiques accompagnant le travail de M. Lannois : elles contribuent pour une bonne part à l'intérêt de notre thèse.

DES

MYOTONIES ATROPHIQUES

DU TONUS MUSCULAIRE

On donne le nom de tonus musculaire à cet état de demi-contraction dans lequel se trouve le muscle au repos, état qui persiste, d'une façon variable pour les différents muscles, quelque temps après la mort.

De nombreuses expériences l'ont prouvé ; déjà Gallenus et Haller avaient montré qu'un muscle coupé se divise en deux segments qui se rétractent. Brondgest montra que, contrairement aux idées émises par Müller, Hall et Henle, le tonus musculaire est sous la dépendance des centres nerveux. Et il le prouve par des expériences restées classiques sur la grenouille.

Mais, pour avoir reporté le centre du tonus des muscles dans la moelle, la question n'en restait pas moins obscure ; comment agissait celle-ci ? comment expliquer ce fait, en apparence paradoxal, d'une contraction indéfinie d'un muscle ? Onimus pensait à des contractions successives et non simultanées des divers faisceaux musculaires. Boudet et Brissaud ont confirmé cette hypothèse en découvrant le bruit rotatoire musculaire. Muskens admet non seulement l'élasticité musculaire étudiée par Wundt, Richet et Weber, mais encore un tonus musculaire nerveux d'origine réflexe.

Charcot et Brissaud admettent la théorie médullaire du tonus musculaire et, pour eux, l'hypertonicté consécutive aux lésions du faisceau pyramidal serait dû à l'action mécanique des cellules motrices antérieures.

Adamkiewicz pense à l'existence de deux systèmes des fibres antagonistes ; les cordons postérieurs entretiendraient le tonus, tandis que les latéraux l'inhiberaient.

Marie compare le rôle du faisceau pyramidal à celui du pneumogastrique ; l'un a une action d'arrêt sur le tonus, l'autre sur le cœur.

Van Gehuchten définit le tonus : « La manifestation extérieure de l'état d'excitation dans lequel se trouvent d'une façon permanente les cellules motrices de la substance grise de la moelle ; cet état doit donc être un état d'emprunt, transmis à ces cellules motrices par les neurones voisins avec lesquels elles arrivent en contact. » Grasset admet en partie la théorie de Van Gehuchten, mais place le centre inhibiteur, non pas comme Van Gehuchten dans l'écorce cérébrale, mais dans le mésocéphale ou dans la protubérance. Pandi admet que la tonicité musculaire est à la fois corticale et médullaire mais, ajoute-t-il, la première est prédominante.

Toutes ces théories que nous venons de citer rapidement pour mémoire peuvent être groupées sous sept rubriques différentes (Crocq) :

1° Le tonus musculaire est un phénomène purement médullaire dû à la réflexion par les voies courtes des impressions périphériques ;

2° Le tonus musculaire est un phénomène purement médullaire dû à la réflexion directe, par les voies courtes, des impressions périphériques, mais le faisceau pyramidal exerce sur ce tonus une action d'arrêt ;

3° Le tonus musculaire est produit par deux actions antagonistes, l'une inhibitive, provenant du cerveau, l'autre excitatrice, provenant du cervelet ;

4° Le tonus musculaire est la manifestation extérieure de l'état d'excitation permanente des cellules motrices de la moelle ; cet état d'excitation dépend de l'action excitante des fibres des racines postérieures et des fibres cérébello-spinales et de l'action inhibitrice des fibres cortico-spinales ;

5° Le tonus musculaire est entretenu par les centres médullaires, mais il existe dans la protubérance un centre automatique qui règle le tonus musculaire d'une part, par des fibres directes (faisceaux pyramidaux), qui portent l'action inhibitrice ; d'autre part, par des fibres indirectes (par le cervelet), qui portent l'action excitatrice ;

6° Le tonus musculaire est en lui-même un phénomène médullaire, mais les neurones périphériques, asservis par les neurones centraux ont perdu leur initiative fonctionnelle ;

7° Le tonus est à la fois un phénomène médullaire et cortical.

Malgré leur grand nombre, aucune de ces théories ne nous donne une explication logique et inattaquable. Aussi Crocq cherche-t-il à se dégager des idées de ses devanciers pour ne baser son opinion que sur les déductions logiques des faits contrôlés. Nous ne pouvons entrer dans le détail de ses expérimentations et nous n'en donnerons que les conclusions.

a) La section des racines postérieures donne lieu à l'abolition du tonus musculaire.

b) La section de la moelle à la région cervicale, chez la *grenouille*, ne diminue pas le tonus musculaire.

c) La section ou la ligature de la moelle dorsale supérieure ou cervicale, chez le *chien* et le *lapin*, diminue le tonus des muscles volontaires et exagère le tonus des sphincters.

d) La section ou la ligature de la moelle cervicale ou dorsale supérieure, chez le *singe*, diminue considérablement le tonus des muscles volontaires et exagère le tonus des sphincters.

e) Chez *l'homme*, les lésions transversales complètes de la moelle, à la région cervicale ou dorsale supérieure, provoquent l'abolition permanente et complète du tonus des muscles volontaires et l'exagération de la tonicité sphinctérienne.

f) Les lésions destructives des lobes cérébraux donnent des résultats différents suivant les animaux sur lesquels on opère.

Batraciens . . . ⎫
Reptiles . . . . ⎬ rien.
Oiseaux . . : . ⎭

Chien. . . . . accidents paralytiques immé-
diats et évidents.

Singe . . . . . hypotonie profonde qui diminue progressivement.

Homme . . . . atonie définitive quand certains
territoires sont complètement
détruits.

Il est donc aisé de voir qu'à mesure que se développe
la corticalité cérébrale, on voit grandir son influence
sur le maintien du tonus des muscles volontaires. Et
du résumé de ces expériences on peut conclure que
l'on ne peut admettre pour le tonus une voie unique et
qu'elle est au contraire variable dans la série animale.
Chez les vertèbrés inférieurs, le tonus musculaire
passe par les voies courtes, tandis qu'à mesure qu'on
s'élève dans l'échelle animale, le tonus a une tendance
de plus en plus grande à se produire par l'intermédiaire des voies longues, au détriment des voies courtes;
et c'est ainsi que, chez l'homme, les voies longues sont
les voies normales et exclusives de ce phénomène.

En ce qui concerne les sphincters, le tonus emprunte
la voie courte chez les vertébrés supérieurs et chez les
vertébrés inférieurs. Cependant, les centres évacua-
teurs de ceux-là remontent chez l'homme jusqu'à la
corticalité cérébrale.

Comme le fait remarquer Crocq, la schematisation
qu'il propose ne peut s'appliquer qu'à l'homme adulte,

car chez l'enfant les cellules médullaires ne possèdent pas leurs connexions corticales normales. Le faisceau pyramidal existant anatomiquement mais non physiologiquement, force nous est d'admettre que la voie du tonus n'est pas longue; et qu'une section de la moelle cervicale chez l'enfant donnerait les mêmes résultats que chez la grenouille.

DES MODIFICATIONS DU TONUS MUSCULAIRE

Nous avons vu ce qu'on entend par tonus musculaire ; mais ce tonus peut être modifié de différentes façons. Les deux termes ultimes sont l'hypertonie et l'atonie en passant par les hypotonies ; ces termes ont soulevé des discussions interminables, car les auteurs ne s'accordaient pas, et les uns appelaient hypertonie ce que les autres considéraient comme une tonicité normale. Et cette difficulté était encore augmentée par ce fait que les sujets en expérience peuvent être des nerveux, ou bien encore des lymphatiques, et que nous n'avons pour instrument de contrôle que nos yeux qui ne peuvent apprécier de légères différences. Or, les instruments construits ne sont souvent destinés qu'à un seul muscle (tonomètre de Muskens) et leur valeur n'a pas encore été suffisamment démontrée. Malgré l'inexactitude de ces termes il est bon de les conserver et de considérer comme hypotonique un muscle dont le tonus normal est simplement diminué et comme atonique un muscle complètement flaccide. Quand au degré d'hypotonicité, on ne pourra la juger que par la comparaison avec un autre muscle, soit soit chez le même malade, soit chez un autre individu mais bien portant.

Avant d'aborder l'étude des modifications du tonus musculaire en pathologie, il nous faut donner les lois qui les régissent. Scherrington avait démontré au Congrès international de physiologie de 1898 que « *l'excitation d'un muscle volontaire produit l'inhibition du tonus de son antagoniste* (1re loi) et, d'autre part, la clinique nous renseigne que la proposition inverse est également vraie, d'où la deuxième loi : *l'inhibition du tonus d'un muscle volontaire provoque l'hypertonie de son antagoniste* ».

A côté de ces deux lois, Crocq en place trois autres découlant non seulement de la clinique, mais encore de ses recherches anatomo-pathologiques. Chaque fois que les neurones moteurs centraux ou périphériques de la voie longue ou leurs prolongements cylindraxiles sont détruits, il y a atonie des muscles correspondants ; c'est ce que nous voyons dans les polyomyélites, les lésions destructives de la capsule interne ou de la zone rolandique. La flacidité sera donc complète et définitive. Si, au contraire, la destruction est incomplète, si un certain nombre de fibres ne sont pas détruites, il n'y aura qu'hypotonie. Mais il y a de nombreux cas où l'élément nerveux comprimé par une lésion péri-cellulaire ou péri-axile entre dans un état d'érétisme fonctionnel ; la conséquence en sera l'hypertonie.

Telles seront donc ces trois lois :

3° La destruction complète des neurones moteurs centraux ou périphériques ou de leurs prolongements cylindraxiles provoque l'atonie des muscles correspon dants;

4° Leur destruction partielle provoque l'hypotonie.

5° Les altérations péri-cellulaires et péri-cylindraxiles des neurones moteurs centraux et périphériques produisent, lorsque la fonction du neurone est gênée, un érétisme fonctionnel qui donne lieu à une exagération du tonus musculaire.

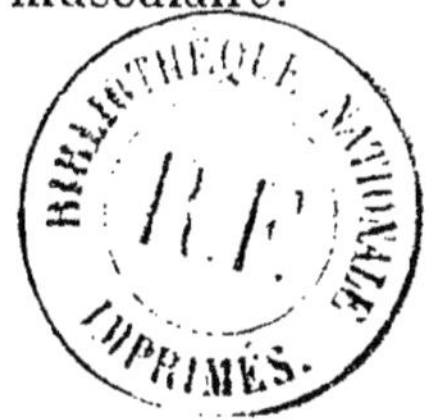

MODIFICATIONS DU TONUS EN PATHOLOGIE

Dans les *névrites périphériques*, nous trouvons de la diminution du tonus musculaire. Mais elle peut affecter différents degrés ; si elle est partielle, les muscles qui sont sous la dépendance des nerfs atteints deviendront hypotoniques ; si au contraire, elle est totale, les muscles seront atoniques. Ce sera donc surtout une affaire de degré ; et c'est pour cela que nous pourrons voir chez un même malade de l'hypertonie dans certains muscles (à cause des lésions péri-axiles) et dans d'autres, au contraire, soit de l'hypotonie, soit de l'atonie suivant la plus ou moins grande atteinte du muscle. Disons en passant que l'hypotonie névritique n'atteint guère que les muscles de la vie de relation ; dans quelques cas cependant, on a vu de l'incontinence des urines et des matières fécales.

*
* *

Suivant l'importance des lésions, le tonus musculaire est diminué ou aboli dans les *polyomyélites*, et les *poliencéphalites*. Avant les recherches de Widal et de Marinesco on pensait que le syndrome, que caractéri-

sait l'atonie musculaire et de la réaction myasthé-
nique de Jolly, ne répondait à aucune lésion anatomique ; grâce à la méthode de Nissl, ces auteurs ont
montré des lésions anatomiques des neurones moteurs
périphériques. Comme dans les névrites périphériques,
l'hypotonie de certains groupes musculaires corres-
pond à de l'hypertonie dans les groupes antagonistes
et, suivant l'intégrité des centres sphinctériens
on voit ou non survenir des troubles de ces côtés
là. La cause anatomique de cet affaiblissement musculaire réside dans ce fait que les voies nerveuses sont
partiellement interrompues dans la moelle au niveau des
cellules des cornes antérieures.

*
* *

Il est une autre affection où l'hypotonie est la règle ;
c'est le *tabes*. Jendrassik et Frænkel ont étudié métho-
diquement le tonus musculaire dans le tabes et ce
dernier auteur est arrivé à cette conclusion que, dans
aucune autre affection, on ne voit une hypotonie aussi
remarquable. Cette hypotonie a surtout son siège dans
les membres inférieurs et Sureau veut lui faire jouer
un certain rôle dans l'incoordination.

Cette hypotonicité semble presque toujours respecter
les sphincters. car l'incontinence des urines ou des
matières est rare. Comment expliquer cette hypotonie ?
Avec la plupart des auteurs modernes, il faut admettre
le tabes comme une affection systématique du protoneurone centripète, dont les prolongements cylindraxiles forment dans la moelle le cordon de Goll ;

celui-ci est la voie que devront suivre les impressions venant de la périphérie et qui sont indispensables au maintien du tonus. L'affaiblissement de l'un de ces conducteurs aura comme conséquence la diminution de l'autre, d'où hypotonie, ou bien atonie quand toutes les fibres seront lésées.

*
* *

Babinski remarque que, chez les *hémiplégiques organiques*, on peut faire exécuter des mouvements beaucoup plus étendus du côté malade que du côté sain ; tous les auteurs s'accordent à considérer ce fait comme étant la règle ; Van Gehuchten est du même avis. Mais pour se garder des erreurs possibles, il faut examiner chaque muscle du membre hémiplégié. Parmi ceux-ci, les uns sont absolument atoniques, d'autres seulement hypotoniques, d'autres, enfin, suivant les lois citées plus haut, sont hypertoniques. Il faut rechercher la cause de cette atonie et de cette hypotonie dans la lésion même qui lui donne naissance. Celle-ci détruit complètement ou incomplètement, ou irrite par contiguïté les neurones moteurs corticaux ou leurs cylindraxes, d'où atonie, hypotonie ou hypertonie, suivant les cas. Fait à signaler, les sphincters qui sont pris au début, recouvrent rapidement leurs fonctions, malgré l'atteinte de leurs centres corticaux ; on doit supposer qu'il y a là suppléance par l'hémisphère du côté opposé.

*
**

Sureau a signalé l'existence de l'hypotonie dans la *maladie de Friedreich ;* Crocq la signale également chez deux malades qu'il a eu l'occasion d'examiner. Dans cette affection, il y a une double lésion : et du protoneurone centripète et du neurone initial de la voie cérébelleuse centripète ; si donc, les voies servant au transport des impressions périphériques (impressions qui entretiennent le tonus musculaire) sont détruites, il est facile de comprendre l'hypotonie existant dans cette affection et qui reconnaît la même cause que celle du tabes au point de vue physiologique. Ce que nous avons d'ailleurs dit au sujet des troubles sphinctériens, quand nous avons parlé du tabes, est à redire au sujet de la maladie de Friedreich.

*
**

Sous le nom de *myopathies* on range un certain nombre d'affections ayant des caractères communs, mais dont le principal est et reste l'atrophie musculaire. Notre intention n'étant nullement de décrire ici cette classe d'affections, mais seulement de les opposer à la maladie de Thomsen, nous en donnerons rapidement les principaux caractères.

Ce sont des maladies *familiales*, mais ce caractère leur est commun avec la maladie de Thomsen. Elles débutent dans l'enfance, ou tout au moins pendant la première jeunesse ; fait intéressant, puisque c'est ce caractère ainsi que le suivant qui permet le diagnostic avec les myélopathies ou atrophies d'origine médullaire. L'atrophie débute habituellement par la racine du membre, rarement à la périphérie ; elle a une marche d'envahissement centrifuge. Si nous regardons les muscles atteints, nous n'y découvrons point de contractures fibrillaires, point non plus la réaction électrique de dégénérescence décrite par Erb. Le muscle est rugueux, quelquefois il est saillant, comme cela se voit dans le type pseudo-hypertrophique, mais cette hypertrophie est purement apparente et l'anatomie pathologique nous montre des faisceaux dégénérés perdus au milieu d'un tissu conjonctif qui a proliféré. Nous trouvons dans les myopathies de l'atrophie musculaire qui s'accompagne, même à une période précoce d'une hypotonie des muscles volontaires, hypotonie qui peut aller jusqu'à l'atonie. Ces myopathies ne s'accompagnent pas de localisation sphinctérienne d'où absence de troubles du côté de ces fonctions. Le malade n'aura aucune douleur quand on imprime à ses membres des mouvements étendus. Dans cette classe d'affections, les lésions étant situées au niveau des muscles ou des conducteurs nerveux y pénétrant, on comprend qu'il y ait hypotonie ou atonie malgré l'intégrité des voies centrales. Quant à l'hypertonie des muscles antagonistes, elle nous explique les déformations des myopathiques.

L'évolution des myopathies est en général excessivement lente, mais si elle n'est pas fatale dans un délai rapproché, elle n'en entraîne pas moins de graves conséquences. La perte des muscles unilatérale puis bilatérale, amène d'abord l'impotence fonctionnelle, privant successivement le malade de ses membres supérieurs puis inférieurs, le clouant sur le lit d'où la broncho-pneumonie fatale seule le fera sortir. Si quelques muscles seulement sont pris, nous assistons à toutes les déformations contre lesquelles une ténotomie seule pourra lutter avec quelque avantage, l'électricité restant sans effet sur un muscle dégénéré. La face n'est pas toujours prise, sauf cependant dans le type Landouzy-Déjerine où elle est le siège du début; nous assistons alors au développement du facies myopathique ; hémi-assymétrie faciale; lèvres grosses et saillantes, l'air inintelligent contraste avec une intelligenee normale conservée ; les muscles de l'expression sont paralysés, et à la grimace du malade, Landouzy-Déjerine ont donné le nom de rire transversal, Marie celui de rire jaune. Avec la myopathie, nous avons terminé la revue des affections du système nerveux dans lesquelles il y a hypotonie ou atonie. Nous avons insisté plus longuement sur elle et nous l'avons placée à la fin, de façon à ce que l'attention y soit mieux retenue; nous la montrerons tout à l'heure associée à un autre symptôme.

Entre les atonies ou hypotonies et les hypertonies, il est une affection qui par ses symptômes se rapprochent des premières et, par l'hypertonie, au contraire, doit être rangée parmi les secondes. C'est l'hérédo-ataxie-cérébelleuse.

* *

L'hérédo-ataxie-cérébelleuse, malgré tous les points

qui la rapprochent de la maladie de Friedreich ne nous présente pas de diminution du tonus musculaire. Chez un malade de Crocq même, il y avait de l'hypertonie. Marie et Londe ont fait des recherches sur cette affection et, d'après eux, il est permis de considérer cette affection comme étant causée par une lésion systématique des neurones cérébelleux ; mais alors les voies nerveuses du tonus musculaire normal ne sont pas intéressées, et il est facile de comprendre pourquoi la tonicité des muscles, tant volontaires que sphinctériens, sont respectés.

*
* *

Dans les *névroses*, les modifications du tonus sont essentiellement variables.

Dans la neurasthénie il y a souvent de l'hypotonie qui contribue à donner aux malades qui en sont atteints une attitude affalée. Dans l'hystérie, le tonus est très variable, non seulement en degré, puisqu'il peut y avoir atonie et dans d'autres cas hypertonie, mais encore au point de vue de la localisation. Elle échappe d'ailleurs, à cause de cette diversité à toute description ; cependant, on peut remarquer que pendant les accès il y a hypertonie et, qu'après, celle-ci fait place à de l'hypotonie.

Chez les épileptiques, l'hypertonie est la règle, et il faut peut-être en voir la cause dans l'érétisme cortical.

*
* *

Dans la *paralysie générale* on peut voir soit de l'hypotonie soit, au contraire, de l'hypertonie. Cette affection comporte, comme nous le savons, plusieurs phases ; au début de l'affection, l'hypotonie est la règle, puis, quand elle est complètement installée, on peut voir soit de l'hypotonie, soit un tonus normal ; cependant, dans les périodes d'excitations, de même qu'à la période terminale de cette maladie, l'augmentation du tonus musculaire est la règle.

Expliquer cette différence d'une façon aussi certaine que pour d'autres affections n'est pas possible, étant donné les lésions variables et multiples auxquelles peut donner lieu la paralysie générale, étant donné enfin que ces lésions peuvent être, les unes cérébrales, les autres médullaires. On peut voir dans l'affaiblissement cortical une cause de l'hypotonie et, dans les poussées congestives, la raison d'être de l'hypertonie. Si la lésion est médullaire, les lois citées à propos du tonus musculaire peuvent être appliquées ; toute lésion du faisceau pyramidal amènera de l'hypertonie, mais si c'est le cordon de Goll qui est atteint nous aurons, au contraire, de l'hypotonie comme dans le tabes par exemple.

*
* *

Il est une autre grande classe d'affections dans lesquelles nous pouvons constater des états variables de la tonicité musculaire. Notre but n'est pas de les examiner séparément, aussi ne donnerons-nous que les causes anatomiques qui peuvent faire modifier le tonus. Si les neurones moteurs corticaux sont lésés, il y aura hypotonie puisque le muscle ne reçoit plus aucun influx nerveux, mais il y aura en même temps hypertonie des muscles antagonistes. Si, au contraire, la zone corticale n'a pas été détruite, mais simplement irritée, l'hypertonicité reconnaîtra comme cause l'irritation péri-cylindraxile ou peri-neurale.

*
* *

L'hypertonie est caractéristique dans les *tabes dorsal spasmodique* qui peut se voir soit chez l'enfant soit chez l'adulte. Voyons comment on peut expliquer cette hypertonie. Autrefois Chacot et Erb considéraient cette affection comme une lésion systématisée des cordons latéraux! Mais les malades mêmes qui servirent à la description de cette affection permirent de contredire cette hypothèse. A leur autopsie, en effet, on ne trouva pas la lésion que l'on soupçonnait, mais d'autres qui avaient passé inaperçues, comme : sclérose en plaques, sclérose latérale amyotrophique syringomyélie. En 1885, Raymond combattit cette opinion de la sclérose latérale amyotrophique correspondant à la sclérose du faisceau pyramidal. Marie se range de son avis et voudrait que l'on rayât des cadres nosologiques cette affection.

Contre ces auteurs et professant une opinion absolument contraire, nous voyons Van Gehuchten, Déjerine et Sottas, Guibert et Grasset.

D'après eux cette hypertonie serait dûe uniquement à une lésion du cordon latéral. C'est d'ailleurs, en se basant sur le caractère hypertonique, qu'ils ont édifiés leur théorie du tonus, sur lequel l'écorce aurait une action inhibitrice, et le cervelet une action excitante.

Comme Crocq l'a montré ces derniers auteurs ont contre eux des constatations nécropsiques où l'on trouva toujours des lésions variables, sclérose en plaques, compression médullaires, etc., etc. On trouve même dans quelques cas le faisceau pyramidal indemne. Ce qui reste donc acquis, c'est qu'autour du faisceau pyramidal il y a des lésions irritatives, lésions, qui comme nous l'avons dit à propos de la physiologie générale du tonus, retentissent sur les faisceaux voisins en déterminant l'hypotonie.

Le cerveau n'a donc rien à voir dans la production de ce tonus exagéré ; le seul facteur qui entre en jeu c'est l'action irritative autour d'un faisceau nerveux.

Indépendamment du tabes dorsal spasmodique il est nombre d'autres affections où nous trouvons de l'hypertonie, nous allons les passer en revue comme nous l'avons fait pour les hypotonies et atonies en montrant quelle en est la cause.

Pour Marie et Brissaud la sclérose latérale amyotrophique reconnait comme cause initiale une poliomyélite frappant non seulement les neurones moteurs périphériques mais aussi les neurones intercalaires. La lésion de ceux-là donne de l'atrophie, la lésion de ceux-ci provoque la rigidité spasmodique. A quoi est dûe cette hypertonie? Autrefois on expliquait cette exagération par la suppression de l'action inhibitrice de l'écorce ; mais maintenant il faut admettre avec Marie que cette hypertonie est dûe à la compression du faisceau pyramidal par la sclérose des neurones intercalaires. Aussi Crocq admet-il une similitude de lésions du faisceau pyramidal dans la sclérose latérale amyotrophique et dans le tabes dorsal spasmodique : « l'hypertonicité résulte de l'irritation des cellules corticales motrices qui normalement entretiennent le tonus musculaire et dont l'érétisme produit l'hypertonie ».

*
* *

Dans la *sclérose en plaques* l'hypertonicité est la règle. Quand on fait l'autopsie d'un individu porteur de cette affection et qu'on prélève un morceau de moelle au niveau d'une plaque de sclérose, on voit que le tissu primitivement atteint est la névroglie, le tissu péri-cylindraxile et que le cylindre-axe est souvent indemne.

Weigert affirme même que c'est dans cette affection que l'épaississement névroglique est au maximum. Ce qui provoque donc l'hypertonie, c'est l'irritation de voisinage quand la plaque de sclérose se trouve située au voisinage du faisceau pyramidal. Les troubles sphinctériens qui manquent en général reconnaissent les mêmes causes sur lesquelles nous avons insisté précédemment.

*
* *

L'hypertonie est la règle dans les états *paréto-spas-modiques* infantiles ; malgré toute l'incertitude qui règne sur leur pathogénie, Marie et Brissaud ont divisé ces affections en deux groupes : Les unes résultent d'une lésion cérébrale bilatérale intéressant les régions rollandiques et résultant d'un traumatisme, comme dans un accouchement difficile, ou d'une maladie cérébrale infantile comme dans les diplégies cérébrales infantiles.

Le second groupe ne répond pas à une lésion cérébrale, mais à une agénésie du faisceau pyramidal ; c'est la maladie de Little. Van Gehuchten se range à cet avis.

Voici comment Crocq l'explique dans les deux cas :

Dans le premier cas, nous avons affaire à un enfant. Son faisceau pyramidal n'est pas encore myélinisé et ne sert à rien. L'enfant se trouve donc dans la même situation qu'un vertébré inférieur, chez qui, comme nous l'avons vu, les réflexes ne vont pas au cerveau. Toutes les impressions suivront la voie courte, et celles-ci, au lieu de s'atrophier comme chez un enfant normal, se fortifieront de plus en plus, d'où hypertonie.

Dans le second cas, l'explication est analogue. La lésion cérébrale détruit chez l'enfant les voies longues. Les impressions repasseront alors par les voies courtes qui commençaient à s'atrophier et qui, de ce fait, vont, au contraire, s'hypertrophier. Dans les cas où la lésion ne serait que localisée, la spasmodicité, au lieu d'être purement médullaire, deviendrait plus ou moins corticale grâce à l'irritation du voisinage que nous avons déjà eu maintes fois l'occasion de rappeler.

*\
* *

Nous arrivons à la maladie de Thomsen. On définit souvent cette affection : un spasme passager des muscles au début des mouvements volontaires ; cette définition n'est pas absolument exacte puisque, comme nous le verrons dans les observations que nous rapportons ici, ce n'est souvent pas le premier, mais le second mouvement qui donne lieu à de la contracture. Celle-ci cède assez rapidement quand le mouvement devient continu et uniforme, pour réapparaître dans quelques cas, quand ces deux conditions ne sont plus remplies.

L'affection débute par les muscles des membres, gagne ceux de la face et enfin la langue, ce qui détermine de la difficulté à la mastication. Eulenbourg a noté des troubles du côté de la troisième paire cranienne, mais c'est un fait assez rare. Chose assez remarquable, les muscles de la vie de relation sont seuls pris, jamais ceux de la vie végétative. Certains muscles, agissant d'une façon réflexe, peuvent être pris et, en cas de baillement par exemple, la bouche reste grande ouverte sans qu'il soit possible au malade de la fermer.

On ne note jamais de troubles de la sensibilité, ce qui permet de différencier cette affection de la tétanie et des crampes vulgaires.

Objectivement, nous trouvons de l'hypertrophie musculaire, quelquefois généralisée, donnant un aspect athlétique chez l'enfant surtout. Les réflexes sont conservés ; on trouve la réaction myotonique d'Erb, qui est presque pathognomonique de la maladie de Thomsen.

S'il nous est impossible de déceler chez les malades porteurs de cette affection, des troubles de l'intelligence, qui reste intacte, il n'en est pas moins vrai qu'elle engendre un état névropathique dont il faudra tenir compte et qui est due au désir de cacher aux autres sa maladie.

Nous avons eu l'occasion de voir dans le service de M. Lannois un malade atteint de cette affection et dont nous allons relater rapidement l'observation à laquelle nous joindrons une photographie.

G... Edouard, garçon d'office.

Aucune hérédité, ni du côté paternel, ni du côté maternel : il a eu trois frères et quatre sœurs qui sont en bonne santé.

Rien à noter lors de l'accouchement.

Comme antécédents personnels, une maladie dans la première enfance, mais il ne se souvient pas du nom ; écoulement d'oreille reconnaissant comme cause un corps étranger. Vers sept ans, rougeole, scarlatine, coqueluche.

Jusqu'à l'âge de douze ans, le malade n'avait aucun trouble, était seulement très agité.

A douze ans, gardant des bestiaux à 2000 mètres d'altitude, par un temps froid, il se coucha sous un arbre ; et c'est quand il se releva qu'il sentit pour la première fois la raideur qu'il a toujours présentée depuis. L'hiver, entre ses douze et quatorze ans il continuait à aller à l'école, mais remarqua qu'il ne pouvait plus faire les mêmes exercices que ses camarades, et la gymnastique lui donnait beaucoup de peine.

Cette contracture qui survient au début de tous les mouvements a d'emblée atteint tous les muscles ; elle augmente progressivement au dire du malade. Depuis l'âge de quatorze ans jusqu'à maintenant, étant garçon d'hôtel à Lausanne, il cassait fréquemment des assiettes.

Il séjourna à l'hôpital de cette ville et M. de Céréneville le présenta à la Société Vaudoise de médecine : on nota à cette occasion la contracture au début des mouvement volontaires, l'hypertrophie de muscles et leur dureté, l'augmentation de l'excitabilité mécanique des muscles, augmentation du réflexe patellaire, absence des réactions électriques spéciales à la maladie de Thomsen.

Actuellement. — Raideur des muscles au début de chaque mouvement, soit des membres supérieurs, soit des membres inférieurs ; le début de la marche est difficile ; quand il serre la main, il ne peut la lâcher immédiatement, et encore use-t il d'un stratagème ; il fléchit le poignet de façon à diminuer la flexion des doigts. La tête et le cou sont le siège des mêmes phénomènes de contractures ; il se couche et se lève avec une certaine peine. Les muscles masticateurs sont également atteints ; il a parfois une crampe du pharynx dans les mouvements de la langue et de la déglutition. Les yeux étant fermés, le malade a une certaine difficulté à ouvrir les paupières ; rien aux muscles moteurs de l'œil ou à la pupille.

Les émotions, la fatigue et le froid augmentent la raideur, que les boissons alcooliques diminuent au contraire.

Il y a hypertrophie et dureté musculaire, coïncidant avec une diminution assez nette de la force musculaire.

Pas de tremblements, pas de contractions fibrillaires, ni de secousses musculaires.

L'excitabilité des muscles est augmentée, et il se forme une dépression au lieu d'un bourrelet au point percuté.

Pas de troubles de la vision; fond d'œil examiné à Lausanne et déclaré normal.

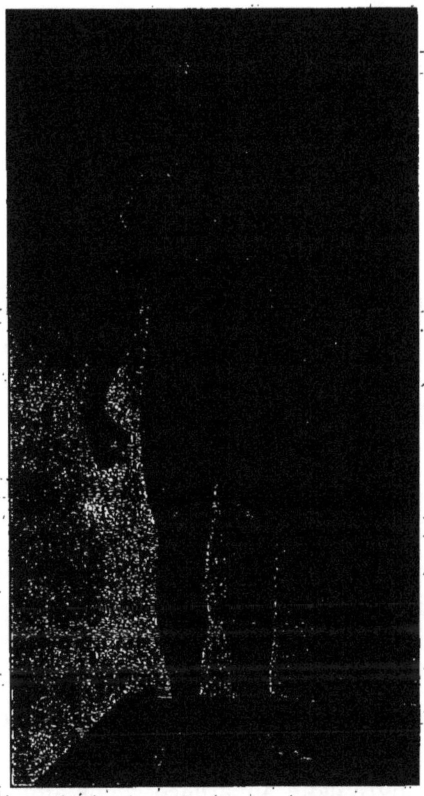

Pas de troubles trophiques, sensitifs ou psychiques. Parole un peu lente.

Examen électrique : Réaction myotonique des plus nettes.

COEXISTENCE DE L'ATROPHIE MUSCULAIRE
ET DE L'HYPERTONIE

Nous venons de voir dans le chapitre précédent que l'hypotonie et l'atonie se rencontrent dans un assez grand nombre de maladies et notamment dans les myopathies chroniques progressives : que l'hypertonie se rencontre dans une autre série à laquelle nous avons donné comme terme ultime la maladie de Thomsen. Nous concédons volontiers que la façon dont nous avons classé les affections hypotoniques et hypertoniques, pour aboutir d'une part aux myopathies et de l'autre à la myotonie congénitale, est un peu artificielle ; elle n'a d'autre mérite que de mettre en face l'une de l'autre deux affections qui paraissent nettement opposées au point de vue qui nous occupe.

Mais, malgré cette apparence, nous allons voir que la myopathie et l'hypertonicité peuvent exister chez un même sujet ; à vrai dire, les observations de ce genre sont rares ; en dehors du cas très typique qu'il nous a été donné d'observer dans le service de M. Lannois, nous n'avons pu, malgré des recherches bibliographiques étendues, trouver dans la littérature que quatorze cas comparables au nôtre. Après un exposé détaillé de notre observation, nous donnerons un résumé de ces quatorze cas pour lesquels nous avons toujours eu recours à l'original, sauf pour le cas de Dana que nous n'avons pas pu nous procurer.

Voici d'abord, *in extenso*, l'observation de M. Lannois telle qu'elle est rédigée dans son mémoire de la *Nouvelle Iconographie de la Salpêtrière*.

Observation I

Atrophie musculaire à forme segmentaire occupant les avant-bras et surtout les jambes. Début il y a quatre ans par des douleurs, de la parésie et du steppage.— Abolition des réflexes rotuliens. — Myotonie à forme de maladie de Thomsen.

Ch... Ignace. cocher, âgé de trente-sept ans, entre dans la marine le 26 décembre 1903.

Son père est mort à soixante-six ans d'une attaque ; il avait eu une pleurésie, n'avait jamais eu de crises, ne buvait pas. La mère est morte à soixante-huit ans. Il ne paraît y avoir eu aucune affection nerveuse parmi les ascendants ou les collatéraux. Il a perdu une sœur à vingt-deux ans, d'anémie, deux sœurs jumelles mortes en bas âge et un frère mort du croup à quatre ans. Il lui reste un frère et une sœur plus âgés que lui qui ne présentent aucune tare nerveuse.

Sauf de l'anémie ayant persisté jusque vers l'âge de cinq ans, on ne trouve rien à noter dans ses antécédents personnels. Il a eu la fièvre typhoïde au service militaire.

Il avoue une blennorragie mais nie la syphilis ; il a bien présenté des végétations sur la verge pendant son service militaire mais fort loin de tout rapport sexuel et il semble bien qu'il ne se soit agi que de papillomes.

La maladie actuelle remonte à quatre ans : on lui fit remarquer qu'il lançait les jambes en marchant. Lui-même ne
s'apercevait que d'un peu de gêne dans la jambe gauche.

Deux ans plus tard, il eut des douleurs assez vives, toujours diurnes, dans les deux genoux : ces douleurs qu'il
compare à la traversée du genou par une aiguille avaient
assez nettement le caractère fulgurant et cela, joint à l'absence des réflexes rotuliens, fit penser à son médecin qu'il
s'agissait de tabès. La gêne de la marche et la faiblesse
générale augmentant progressivement, on lui parla de
suspension et c'est pour cela qu'il entra à l'hôpital.

A l'examen on s'aperçoit vite que sa démarche n'est pas
celle d'un tabétique ; il lance les jambes en avant, mais
bien dans la ligne droite, la pointe du pied retombe la première, puis le talon qui frappe fortement le sol, aussi la
marche est-elle gênée par ce steppage très accusé. Du reste
il n'a pas d'incoordination motrice ; il lui est difficile de
mettre le talon sur le genou, mais il y arrive sans mouvement ataxique. Il n'a aucun trouble de la sensibilité, pas de
Romberg, etc.

Au reste, l'explication de tous ces troubles se trouve-
t-elle tout simplement dans *l'atrophie musculaire des deux
jambes.* Celle-ci est très accusée surtout si on regarde le
malade en avant, ainsi qu'on peut le voir sur la photographie. La crête du tibia est devenue saillante par l'atrophie
très apparente des muscles de la région antéro-externe Ceci
frappe d'autant plus, que cet homme est très fortement
musclé et que ses cuisses sont très volumineuses.

Au point de vue fonctionnel, l'atrophie se traduit par une
difficulté marquée dans le fléchissement du pied sur la jambe
et par l'impossibilité pour le malade de relever le gros or-
teil , alors que les autres doigts du pied sont susceptibles
d'un léger mouvement. La parésie est plus marquée à droite.
Les autres mouvements sont possibles, surtout l'extension
du pied, mais se font avec lenteur.

L'atrophie musculaire est aussi évidente mais cependant

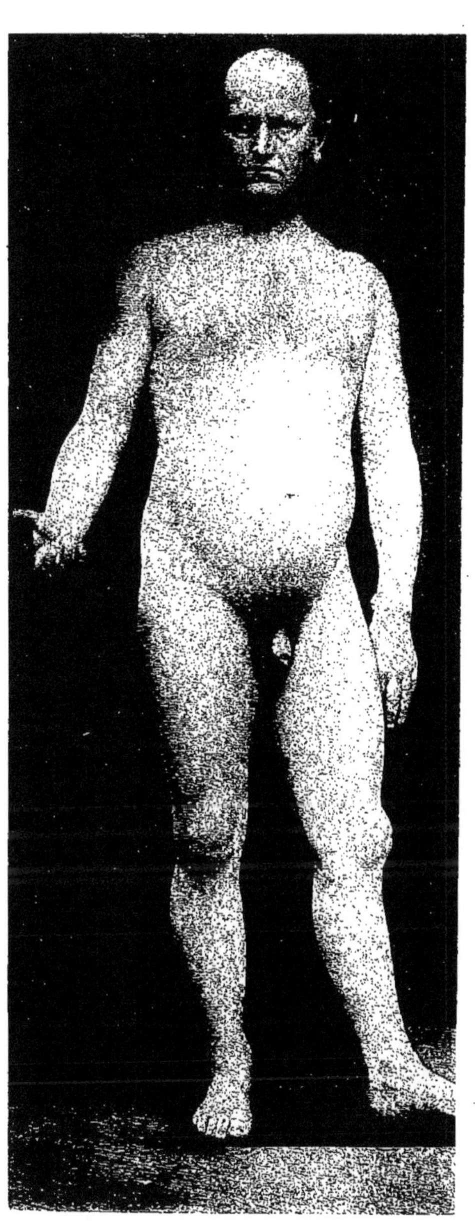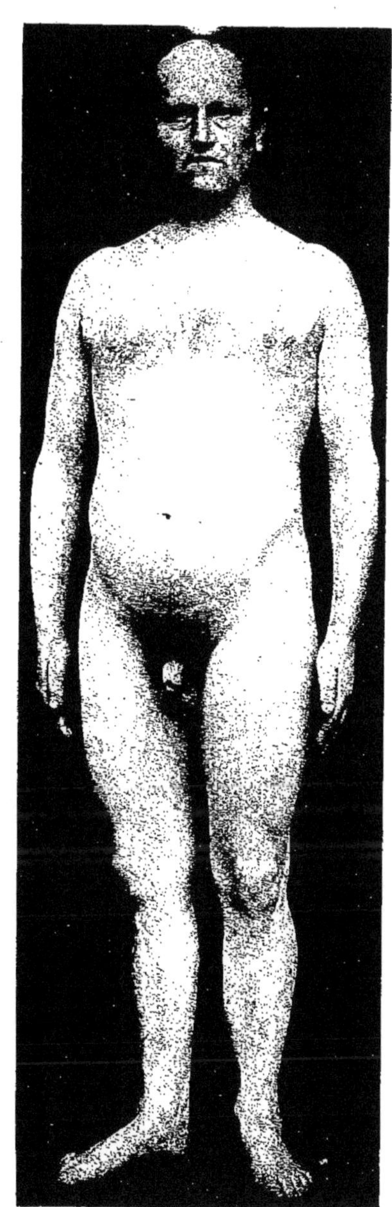

Myotonie avec Atrophie Musculaire

moins marquée si on regarde les mollets : c'est leur partie interne qui paraît aplatie. Il y a encore un contraste très manifeste entre le mollet et les formes athlétiques des cuisses.

Le même contraste existe aux membres supérieurs entre le volume du bras et celui de l'avant-bras, mais moins accusé qu'aux membres inférieurs : l'avant-bras paraît plus petit qu'il ne devrait être, mais sans localisation sur un groupe musculaire déterminé. Le malade se plaint de la faiblesse de ses membres et, de fait, il ne donne que 25 au dynamomètre de l'un et l'autre côté. Pas d'atrophie des petits muscles de la main.

Les mensurations montrent d'une façon générale une différence légère au détriment du côté droit, bien que le malade n'ait jamais été gaucher. On trouve :

	Droite	Gauche
Bras à 14 cm. au-dessus de l'olécrâne	3o	3o,5
Avant-bras à 16 cm. au-dessus de l'apophyse styloïde du cubitus	25,5	25,
Cuisses à 16 cm. au-dessus du bord supérieur de la rotule. . . .	53	54
Mollet à 20 cm. au-dessus de la fente de la malléole interne	35	36

Aucune atrophie apparente des muscles du tronc, des ceintures pelviennes et scapulo-humérales, non plus que de la face. Les petits muscles du pied et de la main paraissent normaux.

A côté de cette atrophie musculaire, le phénomène le plus saillant est la *myotonie, la lenteur de la décontraction musculaire;* qui accompagne un certain nombre de mouvements. Si l'on dit au malade de serrer la main ou le dynamomètre, on constate que la pression continue à s'exercer et ce n'est qu'au bout de quelques secondes que les doigts s'étendent peu à peu (l'index en premier lieu) et perdent leur raideur. C'est absolument le même phénomène que dans la maladie de Thomsen. Il se produit avec la même intensité aux deux mains. Comme dans la maladie de Thomsen, si on fait exercer la pression deux ou trois fois de suite, la raideur disparaît et le mouvement s'exécute normalement.

Il y a environ trois ans que le malade s'est aperçu de cela, peu après la disparition des troubles de la démarche. Lorsque en conduisant ses chevaux, il tirait un peu brusquement sur les rênes, la contracture se produisait dans les mains et il était obligé de rendre de l'avant-bras ou même de l'épaule, pour ne pas jeter son attelage contre un mur ou dans un fossé.

A table, surtout s'il est intimidé par la présence d'un tiers, il ne peut plus lâcher son verre, son couteau, etc. Rien dans les mouvements de flexion et d'extension de l'avant-bras sur le bras.

Ce n'est d'ailleurs pas seulement dans les mains et les avant-bras que ces phénomènes se produisent. Le matin en se levant, parfois lorsqu'il est resté assis longtemps, il éprouve au niveau de la partie postérieure des cuisses, dans les fesses et même dans le dos une sorte de torsion qui l'attire en arrière et le ferait tomber accroupi après deux ou trois pas à reculons. Aussi a-t-il la précaution de toujours s'asseoir au moment où il se lève sur une chaise qu'il a disposée à cet effet près de son lit.

Il a aussi quelques phénomènes analogues du côté de la bouche : il a de la raideur après les premiers efforts la mastication et il est habituellement gêné lorsqu'il commence à parler. Il lui semble qu'il ne peut remuer les lèvres, la langue, et qu'il ne pourra ouvrir la bouche. Cela remonte à deux ans.

Le matin, la première miction est toujours gênée : il est obligé d'attendre et de pousser fortement, ce qui ne se produit que rarement dans la journée. Il est parfois obligé de marcher pendant plusieurs minutes en ressentant une sorte de constriction dans les os du bassin avant de pouvoir uriner.

Le malade accuse aussi, outre les douleurs passagères des genoux, que nous avons déjà signalées, une sensation de raideur très manifeste dans les membres inférieurs, et le dos, lorsqu'il est resté couché ou assis pendant un certain temps. A plusieurs reprises il s'est plaint d'avoir dans les cuisses et les membres supérieurs une sorte de frémissement musculaire, allant parfois jusqu'à la crampe douloureuse.

La sensibilité est normale dans tous ses modes. Il n'y a rien à noter du côté des organes des sens, sauf de l'inégalité des pupilles, la droite étant plus dilatée ; elles réagissent avec lenteur à la lumière et à l'accommodation, mais normalement.

Les réflexes tendineux, rotulien et achilléen, *sont abolis;* les réflexes du bras et de l'avant-bras sont faibles. Pas de réflexe cutané plantaire, crémastérien faible, abdominal. conjonctival, cornéen normaux.

L'état général est bon. Il dit avoir maigri un peu et il ne pèse que 78 kilogrammes : il en avait pesé 87. Toutes les fonctions s'accomplissent normalement ; il n'a rien de particulier du côté génital. Pas de sucre, ni d'albumine,

L'examen électrique permet d'affirmer l'existence de la réaction myotonique. Avec le courant interrompu, lent (30 par minute), chaque passage donne une secousse très nette, soit dans les fléchisseurs et les extenseurs de l'avant-bras droit, soit dans les muscles de la région antéro-externe de la jambe. Avec le courant interrompu rapide appliqué sur les fléchisseurs, on a une fermeture spasmodique de la main et le malade ne peut étendre les doigts qu'au bout d'un instant, comme dans la flexion volontaire. Le même phénomène se produit par l'électrisation des extenseurs. A la troisième ou quatrième application, la permanence de la contraction ne s'observe plus.

Avec le courant continu on constate d'abord une diminution de la contractilité galvanique : avec 15 à 20 milliampères on n'arrivait pas à avoir la moindre secousse, ni à l'ouverture ni à la fermeture, bien que le malade sentit bien passer le courant et accusât de la brûlure au pôle négatif.

Dans une autre recherche on obtint des secousses avec 12 milliampères. Là, la fermeture du positif comme à celle du négatif, ces dernières étant plus fortes et plus persistantes, on n'a pas de secousses à l'ouverture. A l'électrisation du cubital, on obtenait également des secousses à la fermeture des pôles, celles du négatif étant plus fortes que celles du positif.

Le consentement du malade ayant été obtenu, mon ami, M. Tixier, chirurgien des hôpitaux, enleva sous anesthésie un fragment du jambier antérieur droit. Vaisseaux veineux nombreux et volumineux. Le muscle mis à nu a un aspect pâle, presque jaune. Le fragment enlevé fut divisé en quatre parts, dont deux furent mises immédiatement dans l'alcool et le liquide de Müller ; les autres, seulement après sept heures d'exposition à l'air. Les préparations ont été faites par mon interne, M. A. Porot, et examinées par mon collègue et ami Paviot, qui a bien voulu me remettre la note suivante :

« Il n'y a pas de différence entre les fragments fixés immédiatement et ceux qui le furent seulement sept heures après.

« La lésion est celle de la myopathie dans ses détails, absolument classiques. Le *tissu interstitiel* du muscle est partout altéré, mais irrégulièrement : il est remplacé par une substance fibreuse, hyaline, rose, d'autant plus abondante que les fibres musculaires sont plus altérées. Il est difficile de dire si les noyaux des cellules fixes de ce tissu sont augmentées de nombre, car on ne peut les différencier des noyaux restant des fibres musculaires disparues. Çà et là, îlots de vésicules adipeuses, mais non disposées en groupes ou en séries, paraissent répondre à des fibres disparus. Les artères et artérioles offrent de l'hyperplasie de la tunique musculaire et de l'endartérite obliterante.

« Pour les *fibres musculaires*, leurs altérations sont typiques : il y a de très grosses fibres à côté de très petites. Les très grosses gardent en général leur velouté granuleux sur des coupes transversales, mais prennent parfois un aspect sombre (amas grauleux de Lewin). Les fibres vues en long gardent toujours leur striation double, qu'elles soient hypertrophiées ou atrophiées. Vues en long, les grosses sont de calibre inégal, c'est à-dire qu'hypertrophiées en un point elles diminuent plus loin jusqu'à devenir normales ou atrophiées. Nous n'avons pu observer nettement l'état bifide sur ces coupes longitudinales, mais dans ces conditions nous avons vu souvent la masse de substance musculaire comme craquelée transversalement. Sur les coupes transversales nous n'avons vu aucune division intrinsèque des fibres.

« L'augmentation numérique des noyaux est très nette, non seulement ils augmentent sous le sarcolemme formant de véritables couronnes, mais aussi dans le sein même des fibres.

« Quand la substance musculaire diminue, quand la fibre s'atrophie, ces noyaux paraissent proportionnellement augmentés de nombre. On voit des fibres très petites qui ne présentent plus qu'un même amas de substance musculaire, semée de nombreux noyaux. Un degré de plus, les noyaux seuls existent dans la gaine du sarcolemme, de sorte que sur coupes en travers. on croirait voir des cellules géantes. Au degré extrême, il ne reste plus que de petits groupes de noyaux dans la substance hyaline fondamentale. Tous ces états voisinent et peuvent être observés sur un même champ microscopique. Ajoutons, en terminant, que quelquefois les noyaux musculaires isolés et encore entravés de substances musculaire sont très volumineux. »

***

L'histoire de ce malade peut donc se résumer ainsi chez un homme de trente-trois ans, sans antécédents héréditaires ou personnels sérieux, non alcoolique, non syphylitique, surviennent concurremment du steppage par atrophie des muscles de la jambe et des douleurs à caractère fulgurant qui, joints à l'absence de réflexe rotulien, font d'abord penser à de l'ataxie. En même temps, apparition de phénomènes de myotonie absolument comparables à ceux de la maladie de Thomsen, mais plus limités. Aggravation lente des symptômes et asthénie musculaire progressive malgré la conservation apparente du reste de la musculature.

Voici maintenant ce que nous avons pu recueillir dans la littérature.

Observation II (Déléage).

M. G..., cinquante-sept ans, marchand de vin. Antécédents héréditaires nuls. Antécédents personnels : une pneumonie à trente ans. Il a fait son service militaire dans la cavalerie, montait à cheval et faisait de la voltige sans difficulté. Pas de syphilis. Abus de bière et de boissons alcooliques.

En octobre 1888, il éprouve des crampes douloureuses aux deux jambes et une sensation de chatouillement à la face plantaire du pied gauche ; quelque temps après, les orteils l'un après l'autre se mettent en griffe et, en même temps, il s'aperçoit d'une atrophie de la jambe qui a suivi une marche ascendante pour gagner le mollet, la cuisse, la fesse et qui s'est accompagnée d'une diminution considérable de forces : le pied est paralysé et le malade est obligé de se servir d'une canne pour marcher.

En janvier 1890, M. G... est de taille moyenne, bien constitué et bien musclé, mais sans exagération. Atrophie de tout le membre inférieur gauche.

	Droite	Gauche
Circonférence de la cuisse à 16 cm. au-dessus du sommet de la rotule . .	42 cm.	46 cm.
Circonférence de la cuisse à 12 cm. au-dessus du sommet de la rotule . .	46	5o
Circonférence du mollet	35	38

La température de la jambe gauche est plus basse qu'à droite ; elle est violacée à sa partie inférieure. Le pied est ballant, complétement paralysé et dévié en dedans ; la pointe ne se relève pas pendant la marche. Le mollet est mollasse au palper et on ne peut sentir les masses musculaires. Les muscles de la partie antérieure semblent normaux et la cuisse ne paraît atrophiée que quand on la compare au côté sain. Réflexe rotulien aboli des deux côtés, réflexes cutanés normaux à droite, réflexe plantaire presque complètement aboli à gauche. Rien d'anormal à la partie supérieure du corps. Pas de trouble de l'intelligence ni de la sensibilité.

Le malade raconte, quand on attire son attention sur les raideurs musculaires, que depuis longtemps il a, à l'occasion d'un mouvement, aux bras, aux cuisses, à la ceinture, des crampes non douloureuses, amenant une certaine gêne des mouvements ; cette gêne disparaît quand les mouvements ont été répétés un certain nombre de fois, mais jamais ces crampes n'ont été assez intenses pour empêcher d'accomplir l'acte voulu. Rien du côté de la face ; les yeux sont normaux ; les pupilles réagissent très bien. Pas de tremblements des mains, pas de cauchemars.

Observation III (Kornhold).

L..., homme d'équipe, quarante-quatre ans.

Pas d'antécédents héréditaires, grand-père grand buveur, mais pas alcoolique invétéré.

Pas de maladies dans l'enfance. Il a fait son service militaire pendant lequel il a eu quelques bronchites revenant régulièrement chaque hiver. Au bout de dix ans et demi, il est réformé à cause de la mort de son père et entre, comme homme d'équipe, à la Compagnie de l'Ouest. A ce moment ses forces sont normales et il porte aisément 100 kilogrammes.

Vers l'âge de trente-quatre ans, il s'aperçoit d'une faiblesse dans les doigts des deux mains et le mettant dans l'impossibilité de tenir un objet un peu lourd Cette parésie fut suivie d'atrophie s'étendant de bas en haut aux autres muscles et les deux bras furent bientôt paralysés, surtout les fléchisseurs des doigts.

Un an plus tard, il s'aperçoit que s'il serre un objet avec toute la force qui lui reste, il lui est impossible de desserrer aussitôt. Le même phénomène apparut, mais en moins net, pour les autres muscles du membre supérieur. Le spasme disparaît par la répétition du mouvement. Rien aux autres membres.

Etat stationnaire pendant quatre ans, puis les membres inférieurs, sauf les pieds, commencent à s'atrophier. Deux ans après le début de cette atrophie, un spasme musculaire au début des mouvements apparaît comme aux membres supérieurs.

Vers l'âge de quarante-deux ans, c'est-à-dire deux ans plus tard, en mordant une pomme, il ne put desserrer les dents et, depuis ce temps, le même phénomène se reproduit souvent.

Actuellement, le malade a une démarche myopathique, avec ventre proéminent. Les muscles iléo-spinaux, sacrolombaires sont sensiblement atrophiés, mais l'atrophie est surtout marquée pour les membres supérieurs et notamment à leur extrémité. Au dynamomètre : o.

Aux extrémités inférieures l'atrophie est beaucoup moins marquée et distribuée plus régulièrement qu'aux membres supérieurs, excepté les pieds où elle n'existe pas. L'atrophie est surtout marquée aux mollets.

Si le malade est longtemps assis et veut marcher, il se lève facilement et avance un pied pour faire un pas, mais aussitôt une jambe projetée en avant, une raideur spasmodique s'empare de l'autre jambe qui n'a pas encore bougé. Après quatre à cinq mouvements la marche devient normale. Mais si L... se lève brusquement pour marcher, reste quelques instants debout et immobile, la marche peut avoir lieu sans le moindre spasme. Aussi, pour éviter une chute, le malade, en se levant brusquement, a l'habitude d'attendre un moment avant de commencer le mouvement voulu. Il faut ajouter que ce spasme est intermittent, soit dans les membres inférieurs et supérieurs, soit dans les muscles masticateurs, excepté cependant les mains où il persiste continuellement. A l'examen électrique, on note une réaction myotonique plus nette aux membres supérieurs qu'aux membres inférieurs.

OBSERVATION IV (Hoffmann).

C... H..., trente-cinq ans, domestique à Lorbach. On est sans nouvelles de son père qui est parti en Amérique. Sa mère, remariée, donne naissance à une fille qui se porte bien. La mère ne présenterait pas la même affection que son fils ; fait non vérifié et même contredit par la sœur.

Depuis environ huit ans, après un long repos, il avait de la difficulté pour remarcher. En 1894, il s'est aperçu, en fauchant, d'une faiblesse qui le rendait inapte à son travail, ainsi que de douleurs lancinantes allant du coude au bout des doigts. Ces douleurs durèrent trois à quatre mois, pendant lesquels il survint de l'amaigrissement des avant-bras.

Il raconte que, deux ans auparavant, étant employé dans une brasserie, il but journellement quinze à vingt verres de bière et un peu d'eau-de-vie.

Influenza vers la même époque.

Actuellement, c'est un homme bien fait, de corpulence moyenne. Sa pupille droite est plus dilatée que la gauche. Langue volumineuse, tirée avec facilité et remuée aisément de tous les côtés. Quand on la percute, on note une contracture durable (réaction myotonique mécanique). Les muscles de la hanche sont nettement développés ; ceux de la ceinture scapulaire le sont beaucoup moins, et ceux des avant-bras sont nettement amaigris. Les muscles de la flexion sont atrophiés et parésiés ; ceux de l'extension, normaux en partie à droite, complètement à gauche. Le long supinateur est intact. L'éminence thénar droite a presque complètement disparu ; l'éminence hypothénar du même côté molle. Les petits muscles de la main ne sont pas nettement pris. Pas de contractions fibrillaires.

Sensibilité normale ; force musculaire très grande, sauf dans les muscles pris. Tandis que les nerfs réagissent normalement à un frottement mécanique, on obtient à la percussion une contraction d'une durée de dix à quinze secondes Ce phénomène est très marqué aux mollets qui restent contractés vingt-sept secondes ; la marche est donc raide pour les premiers pas.

La percussion des muscles atrophiés de l'avant-bras donne une réaction paresseuse. Si on fait fermer fortement la main du malade, l'ouverture en est assez difficile. La recherche électrique donne la réaction myotonique, mais très nette, surtout au niveau des mollets.

Cœur normal, mais lent.

Janvier 1895. Prise d'un fragment des muscles du mollet. Au microscope, dégénérescence d'Erb.

Observation V (Hoffmann).

C... B..., boulanger, naît d'une famille nettement tuberculeuse, mais nullement névropathique. Sa mère aurait eu une attaque il y a peu de temps. Trois frères ou sœurs vivants, trois autres morts en bas-âge.

Antécédents personnels. Ni rachitisme, ni crampes, ni contractures; à dix ans, influenza. Ni syphilis, ni blennorragie, ni traumatisme, ni frayeur. Alcoolisme et tabagisme.

En 1894, il est incorporé dans la cavalerie. C'est de cette époque qu'il fait dater son affection, ou tout au moins ses manifestations.

Il a de nombreux refroidissements en 1894-1895, et à cheval il se plaignait d'avoir les mains à moitié gelées. Aux barres parallèles, il ne pouvait pas se tenir.

En 1897, la faiblesse des mains augmente, mais il ne se fait porter malade qu'en 1899. A ce moment, la faiblesse aurait été très grande et les avant bras se seraient amaigris. La force des membres inférieurs est intacte. Sa figure étant déjà très maigre depuis une huitaine d'années, il ne note à ce moment aucun changement. Pas de ressauts musculaires, ni de contractions fibrillaires. Fonctions végétatives normales et sphincters intacts.

Depuis quelques années, il s'est aperçu que les premiers mots étaient, le matin, articulés avec difficulté, et sans difficulté pendant le reste de la journée.

La faiblesse des mains est plus grande par temps froid que chaud.

On porta alors le diagnostic d'atrophie musculaire.

Actuellement, homme bien bâti, couche adipeuse bien développée. Développement intellectuel normal, aucun trouble psychique. L'inspection montre des bras considérablement amaigris donnant l'impression d'une myélopathie, mais les petits muscles de la main sont indemnes. Pupilles et muscles oculaires non touchés.

Il y a assymétrie de la face ; le côté gauche est plus développé que le droit. En dehors de cela, la maigreur est considérable et donne une impression myopatique. Les muscles masticateurs sont atrophiés; de même dans le sterno-cléido-mastoïdien. La langue a un volume normal. Les fléchisseurs des bras sont légèrement atrophiés, surtout à gauche; les extenseurs sont normaux. Les longs supinateurs droit et gauche ont presque complètement disparu. Les muscles de l'avant-bras sont diminués, mais ceux de la main sont normaux.

Indépendamment de ces phénomènes myopathiques, d'autres sont apparus du côté des avant-bras et de la langue qui reste contractée un moment quand elle a été sortie rapidement. Rien du côté de la ceinture scapulaire et des membres inférieurs.

Observation VI (Hoffmann).

Marguerite B..., sœur du précédent, n'a pas eu à part un rhumatisme articulaire aigu d'autres antécédents que ceux de son frère.

Elle est d'aspect mince ; même assymétrie faciale que son frère. Les muscles de la face sont amaigris : *rire en travers* mais peu accusé; front lisse et uni; les plis des rides se dessinent à peine; aucune force du côté des paupières que l'on peut lever et baisser à volonté; faiblesse des joues et des lèvres; paresse de la mimique; mêmes lésions musculaires du cou, du bras. de l'avant-bras que son frère. Réflexes normaux. Sensibilité normale. Pas de contractions fibrillaires.

On trouve des phénomènes myotoniques assez nets dans les muscles de l'avant-bras. Rien dans les groupes musculaires non atteints; de la main et des membres inférieurs.

Observation VII (Schœnborn).

Cafetier de vingt-deux ans, ne s'était pas aperçu de troubles myotoniques jusqu'au moment où on l'examina. A l'âge de dix-huit ans, coup de pied de cheval, ayant occasionné une petite plaie de la jambe gauche. L'infection s'y mit et il en résulta une température élevée et un gonflement de la jambe.

Depuis, le malade ressentit de la faiblesse de la jambe gauche et qui la lui faisait traîner. Dans ces dernières années la jambe droite fut également prise.

Depuis deux ans affaiblissement des muscles de la main et de l'avant bras. Il se plaignait aussi que ses mains fussent raides par basse température. Actuellement, phénomènes d'atrophie et de parésie de la main et de l'avant-bras. Atrophie des membres inférieurs. Les mollets sont peu touchés. Pas de contractions fibrillaires; pas de troubles de la sensibilité, pas de signe de Romberg. Réaction myotonique à la percussion des muscles parésiés mais également dans le biceps pectoral, deltoïde, et la langue qui sont intacts.

On excisa un fragment du deltoïde, ce qui permit de voir une hyperplasie du tissu musculaire comme dans la maladie de Thomsen; on excisa aussi une portion du tibial où l'on constata la disparition de certains faisceaux musculaires et l'atrophie des autres; il y avait en même temps augmentation du tissu interstitiel et dégénérescence graisseuse.

Observation VIII (Noguès et Sirol).

Chez un homme de dix-sept ans; difficulté de la mastication; presque simultanément survient de la difficulté d'ouvrir la main après une préhension un peu forte.

A vingt-huit ans. cet homme a de la faiblesse des jambes, et de la raideur après être resté assis; la marche le fatigue rapidement (après une marche de 1 kilom.). Ce n'est qu'alors que survient l'atrophie musculaire des jumeaux tibial antérieur, extenseur commun des orteils, vaste interne. Faiblesse généralisée des bras. Diagnostic porté : mélange de myotoine congénitale (type fruste) et d'atrophie musculaire (type Charcot-Marie).

OBSERVATION IX (Rossolimo).

Un homme d'âge moyen remarque ces trois dernières années des phénomènes myotoniques des muscles de la face, du cou, du tronc, de la ceinture scapulo-humérale et des membres inférieurs ; ces phénomènes surtout prononcés au bras ont débuté à la jambe droite après un processus inflammatoire au genou droit; l'examen objectif a découvert dans les muscles toutes les propriétés caractéristiques de la myotonie.

Plus tard, à ce tableau commence à se surajouter des phénomènes de l'atrophie musculaire progressive, y compris le visage myopathique, avec cette particularité de l'envahissement que les muscles les plus atrophiés étaient ceux qui ont manifesté les propriétés myopathiques au plus haut degré :

A la figure. — Les muscles du front.

Aux membres supérieurs. — Les muscles des bras.

Aux membres inférieurs. — Les muscles des mollets.

Une telle localisation de l'atrophie, caractéristique dans les cas décrits par les auteurs précédents, se distingue beaucoup de la localisation des dystrophies musculaires pures, quoiqu'elle ait beaucoup de commun avec celles-ci dans sa marche progressive de la disposition symétrique.

L'excitabilité électrique, donnant à côté de la rétraction myotomique des chiffres d'affaiblissement quantitatif des muscles atrophiés, manifeste aussi dans quelques-uns des phénomènes d'affaiblissement qualitatif en forme de réaction caractéristique de dégénérescence ; il faut aussi noter l'affaiblissement de tous les réflexes tendineux.

Observation X (Jolly).

Le patient est un domestique âgé de quarante-deux ans ; bien portant jusqu'au début de cette affection, il nie la syphilis ; ses occupations étaient fatigantes et l'exposaient aux refroidissements.

Sa maladie commença il y a six mois ; depuis ce moment, il s'aperçut que sa main droite devenait plus faible ; il faisait aussi cette remarque que, quand il se servait de ciseaux par exemple, sa main ne lui obéissait plus bien. Un peu plus tard, ce fut le tour de la main gauche.

On trouve, chez ce malade, deux variétés de lésions : premièrement une atrophie de l'éminence thénar ; l'opposant a presque complètement disparu, et il ne peut toucher son petit doigt avec le pouce.

L'examen électrique montre une faible réaction au courant faradique, et des contractions vermiculaires au courant galvanique. La deuxième affection du patient consiste dans ce fait que le malade ne peut ouvrir immédiatement sa main quand il l'a fermée avec force, mais seulement quelques instants après. Ces phénomènes très nets pour la main droite existent aussi, quoique moins développés, à la main gauche. Quand le mouvement est répété souvent il se fait de plus en plus facilement. Le même phénomène peut se voir dans d'autres muscles de la main, par exemple abducteur du pouce, mais on ne le trouve pas dans les extenseurs ; on peut le voir ébauché sous le biceps et les jambes, ce qui rend le début de la marche difficile ; la parole au début est également gênée quand le malade n'est pas sorti depuis un certain temps. Les réflexes sont normaux.

Au courant galvanique on ne voit pas les ondulations qui sont très nettes dans la maladie de Thomsen mais, à part ce signe, on trouve tous ceux décrits à propos de cette dernière affection.

OBSERVATION XI (Frohmann).

Malade âgé de dix-neuf ans, aide-forgeron ; sa maladie date de deux ans et demi et il présente, en dehors de tous les symptômes de la myotonie, une atrophie presque complète de la portion moyenne et inférieure des deux curullaires ; on trouve aussi les interosseux de la main légèrement atrophiés.

Ce malade présente en outre du nystagmus et le signe de Romberg. On prélève dans les jumeaux, où l'on a trouvé la réaction myotonique, un fragment de muscle destiné à être soumis à l'examen histologique ; cet examen permet de voir qu'à côté des faisceaux musculaires hypertrophiés et présentant des noyaux volumineux, il y a d'autres fibres atrophiées, dans les noyaux desquels on trouve de la dégénérescence granuleuse.

OBSERVATION XII (Pelizæus).

Homme de vingt-sept ans, atteint d'une affection portant en général le nom de maladie de Thomsen, mais, tandis que cette maladie est congénitale, celle que présente notre malade n'a débuté que vers l'âge de dix-sept ans. Jusqu'à cet âge-là, il se portait bien et continuait ses études. Ce ne fut qu'au début de sa dix-septième année qu'il remarqua une certaine difficulté à prendre les objets rapidement, ainsi qu'une gêne des mouvements du pied et de la jambe. L'affection évolua insensiblement. Maintenant, les troubles myotoniques sont des plus nets, ainsi que les résultats fournis par l'examen électrique et mécanique des muscles et des nerfs. On ne trouve pas de contractions fibrillaires.

Il y a un autre fait intéressant parmi les antécédents de ce malade. Il a une sœur âgée de cinq ans de moins que lui atteinte de la même affection, ayant débuté aussi à l'âge de dix-sept ans.

D'autre part, pendant son séjour à la Charité, nous eûmes l'occasion de réinterroger le malade. Nous avons alors appris qu'une autre de ses sœurs n'ayant que deux ans de moins que lui et morte en 1896 d'hémorragie, fut atteinte vers l'âge de seize ans et demi de la même affection que la sienne, mais qu'à aucun moment sa parole ne fut gênée.

Si l'on compare cette affection à celle de Thomsen, on voit que dans celle-là les fléchisseurs sont plus atteints que les extenseurs, que sa musculature est faible et peu développée.

A côté de la transformation myotonique des muscles de la volonté, sauf ceux des yeux, on trouve une atrophie très nette des deux deltoïdes, des muscles de la ceinture scapulaire et de ceux des deux éminences thénars.

Chez la sœur du malade, celle qui a cinq ans de moins que lui, l'atrophie est moins prononcée, mais déjà nettement accusée.

La parole de notre malade est nasonnée et il est difficile de la comprendre. Quand il veut souffler, l'air passe en partie par le nez. L'occlusion complète de la bouche est difficile et la malade avale de travers.

Notons, en terminant, le caractère très nettement progressif de l'affection.

OBSERVATION XIII (Bernhardt).

A... H... est âgé de dix-neuf ans et il est né de parents non consanguins. Huit frères ou sœurs se portent bien (un seul est mort enfant). Aucun des membres de la famille ne se plaint d'une affection ayant quelque ressemblance avec celle de notre malade. Depuis son enfance, celui-ci était faible des mains ; il apprit difficilement à écrire et laissait facilement échapper de ses doigts les objets les plus fins ; tout ceci était d'autant plus net que le malade avait plus froid. Interrogé à cette occasion si ces symptômes se localisaient ailleurs qu'aux mains, il raconte qu'après une course en voiture par une température froide, il devenait si raide que pendant quelques instants il lui était impossible de descendre du marchepied. Si, par hasard, il tombe par terre, il a beaucoup de difficulté à se relever.

Et quand vous remarquez ce jeune homme bien développé marcher sans difficulté dans une chambre chaude, faire facilement n'importe quel mouvement, vous avez peine à retrouver une trace de ce qui est si nettement accusé quand il fait froid.

Quand on déshabille le malade, on constate le parfait développement de sa musculature du cou, du thorax et de la ceinture scapulaire.

La figure a quelque chose de dur ; le jeu de la physionomie peu accentué. Le cou est augmenté non seulement à cause d'un certain développement du sterno-cléido-mastoïdien, mais encore à cause d'une hypertrophie de la thyroïde. La partie inférieure de la poitrine et la partie supérieure de la portion lombaire de la colonne ont un aspect lordatique.

Contrairement aux muscles de son corps qui, en général, sont bien développés, nous voyons ses mains, ses avant-bras diminuer de volume. Cependant les extenseurs et les fléchisseurs de ses avant-bras ne paraissent pas, à proprement parler, atrophiés, mais sont plus mous au toucher ; les interosseux paraissent particulièrement petits et mous, ainsi que ceux de l'éminence hypothénar, ceux de l'éminence thénar sont plus respectés.

Tous les mouvements de la tête, du cou, de l'épaule, du

coude, sont facilement faits, de même que ceux du membre inférieur. Il faut en excepter quelques-uns cependant.

Quand on commande au malade de fermer les yeux fortement et de les ouvrir rapidement au commandement, il a de la peine à exécuter immédiatement le mouvement. D'autres, au contraire, tels que l'action de siffler peuvent être arrêtés assez facilement. Si l'on ordonne au malade de nous serrer la main aussi fortement qu'il le peut, on est tout étonné de la force minime dont il est capable. L'opposition du petit doigt au pouce ne se fait qu'imparfaitement.

L'écartement ou le rapprochement des doigts est également gêné et, à gauche surtout, le petit doigt écarté de l'annulaire ne peut plus se rapprocher de lui. Malgré la faiblesse caractéristique de la main, on remarque la difficulté qu'a le malade de redresser ses doigts quand on lui a fait donner une poignée de mains. Ce n'est que là et pour les yeux qu'on se rend facilement compte des troubles myotoniques ; ils manquent complètement pour les membres inférieurs.

Les mouvements des yeux et de la langue sont normaux. La voix, la parole, la déglutition ne sont nullement gênées. Dans quelques cas cependant, quand le malade a froid, il a été obligé quelquefois, en mâchant, de mettre son poing au-dessous de son menton pour faire fermer sa bouche qui reste ouverte.

Les réflexes sont normaux ; aucun trouble de la sensibilité.

OBSERVATION XIV (Dana).

(Citée par Kornhold.)

Cas dans lequel la maladie de Thomsen arrive quatre ans après une atrophie musculaire causée par une tétonomie à l'occasion d'un pied-bot varus.

Ces observations, quoique limitées en nombre, nous montrent suffisamment que deux affections en apparence opposées l'une à l'autre, peuvent exister chez la même personne. Voyons d'abord ce qu'en pensent ceux qui se sont le plus occupés de la question.

Hoffmann classe toutes les observations publiées au moment de son observation en deux groupes. Dans le premier, il met les cas de Jolly, Pelizæus, Kornhold, Noguès et Sirol et enfin celui du Schœnborn, il les considère comme des myopathies survenant accidentellement chez un myotonique : il fait surtout porter sa discussion sur le second groupe d'observations, groupe dans lequel il met les cas où les deux affections semblent avoir apparu et évolué ensemble. Il insiste alors sur leur bilatéralité, leur symétrie dans la disparition des muscles, leur caractère progressif et l'absence de contractions fibrillaires. Ces caractères d'après lui sont pathognomoniques d'une myopathie, et permettent d'éliminer l'hypothèse d'une myélopathie à laquelle on pouvait penser quand on voyait la la localisation de l'atrophie se faire aux petits muscles de la main.

Il admet donc la myopathie et cherche à montrer dans quelle situation elle se trouve vis-à-vis de la myotonie. « Trois cas peuvent se présenter, dit-il :

1⁰ Il s'agit primitivement d'une atrophie musculaire dont la myotonie ne serait qu'un symptôme.

2° Les deux maladies se sont installées l'une après l'autre chez un même individu et ont évolué ensemble sans avoir aucun rapport de commun, ou bien elles apparaissent congénitalement sur un terrain prédisposé.

3° La maladie primitive est celle de Thomsen (à forme frustes) et la myopathie s'est développée sur ce terrain.

C'est cette dernière éventualité à laquelle Hoffmann se rattache et il cite, à ce propos, le cas de Noguès et Sirol, celui de Polizœus ; les cas dans lesquels une myopathie serait la première en date ne prouvent rien, dit-il car la myotonie est quelquefois si légère que le sujet peut ne pas s'en apercevoir.

Toute autre est l'opinion de Jolly ; à cause de la localisation de l'atrophie aux petits muscles de la main, il pense qu'il s'agit d'une atrophie du type Arsan-Duchenne. L'observation de Schœnborn plaide en faveur de cette opinion.

*
* *

On ne peut contester que l'opinion à laquelle s'arrête Hoffmann ne soit vraie pour la plupart des cas que nous venons de rapporter. Mais elle ne peut être considérée comme exclusive, et il serait facile de trouver de très nombreuses observations correspondant à sa première éventualité à savoir que l'atrophie musculaire est primitive et que la myotonie n'est qu'un phénomène surajouté. Il est classique de dire qu'il y a des spasmes et même des contractures permanentes dans les myopathies atrophiques. Sans recourir aux auteurs classiques, nous en pourrions citer plusieurs cas que nous avons vus dans le service de M. Lannois.

Ce sera par exemple le malade dont il a publié l'observation avec M. Parot dans la *Nouvelle Iconogra-*

phie de la Salpêtrière en 1903 et où on voyait une énorme sangle musculaire se produire au niveau du mollet, lorsque le malade voulait fléchir les orteils.

Un autre malade, grand myopathique du type scapulo-huméral d'Erb, chez lequel se produit en ce moment de l'atrophie d'une cuisse, présente des phénomènes analogues. Il a des crampes spontanées qui fléchissent la jambe droite sur la cuisse; soit spontanément soit lorsqu'il fait un travail minutieux (rouler une cigarette par exemple), il se produit dans les muscles de l'éminence hypothénar à droite une contraction spasmodique qui amène le petit doigt sous l'annulaire et qui persiste jusqu'à ce que le malade ait remis le doigt en place avec la main gauche.

Le cas le plus typique qu'il nous ait été donné d'observer est celui du malade relaté dans le mémoire de notre maître et qui nous a si souvent déjà servi. Voici l'observation :

Myopathie généralisée avec pseudo-hypertrophie
et myotonie des muscles du mollet.

Le nommé B..., âgé de cinquante-cinq ans, exerçait la profession de mineur. Il y dix-sept ans qu'il a commencé à s'apercevoir qu'il ne pouvait se relever facilement quand il avait travaillé dans la mine : il était obligé d'appuyer ses mains sur ses genoux. Puis ses camarades le voyant à nu lui dirent qu'il maigrissait, que les os lui sortaient du dos et, au bout de six mois, il dut cesser sa profession. Un ans plus tard, il entrait dans le service du professeur Lépine où il fit plusieurs séjours. J'ai des photographies du malade, que j'ai fait prendre à cette époque, qui montrent une atrophie myopathique généralisée avec conservation des muscles

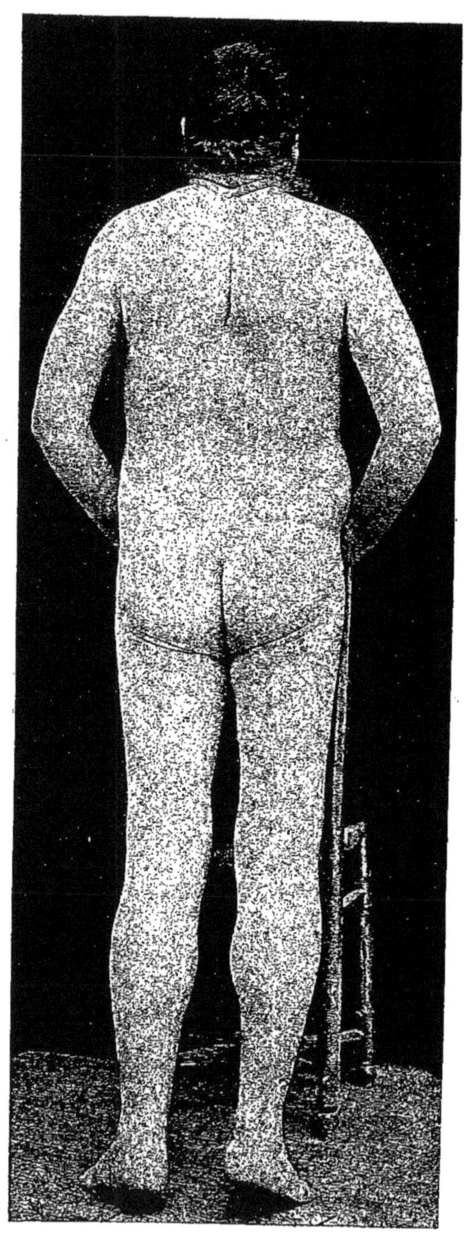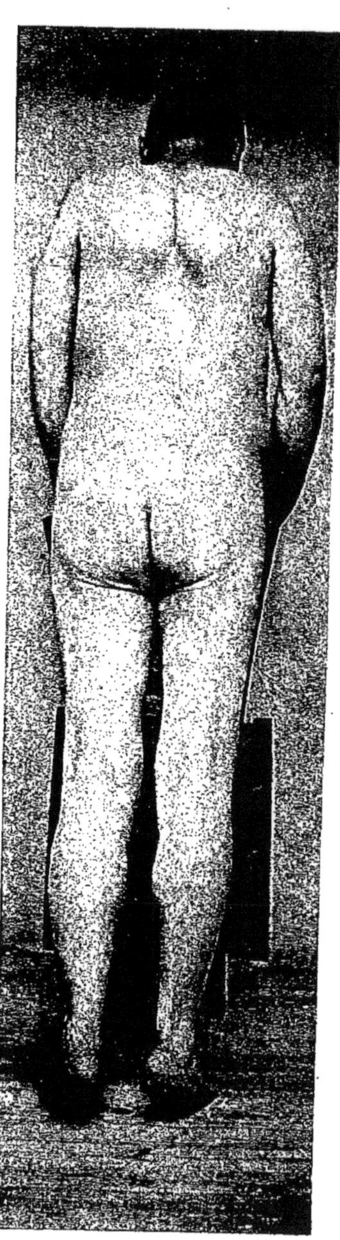

Myotonie localisée chez un Myopathique

postérieurs de la jambe. Le même état persiste actuellement, comme il est facile de s'en convaincre sur la photographie ci-jointe, bien que l'atrophie ait été un peu masquée par de l'adiposité ultérieure.

Il y à cinq ans, un nouveau phénomène est apparu et persiste encore actuellement. Lorsque le malade descend du lit, le poids du corps fait d'abord toucher terre aux talons, mais immédiatement les mollets se contractent et deviennent très durs : les talons se détachent du sol, se relevant de plusieurs centimètres, et le malade se trouve suspendu sur la pointe des pieds. Ce n'est qu'au bout de quelques secondes, parfois même une minute, que les membres se relâchent et que les talons retombent sur le sol. Il serait précipité en avant s'il ne prenait la précaution de placer une chaise devant lui ou de se retourner avant de descendre du lit. Le même phénomène se produit lorsqu'il se lève d'une chaise après être resté longtemps assis : c'est dans ces conditions qu'il a été photographié. La menace de chute en avant tient évidemment à l'atrophie des muscles des fesses et de toute la gouttière vertébrale.

Si on le fait marcher, les premiers pas sont toujours un peu difficiles, puis la marche devient normale tout en s'accompagnant du dandinement caractéristique. Si le plan est incliné ou s'il veut modifier son allure, c'est toujours la pointe du pied qui retombe la première.

Il y a une diminution nette de l'excitabilité électrique. Pour le courant faradique; par exemple, il faut mettre le chariot à 5oo pour avoir des contractions des muscles des mollets avec les interruptions lentes : on n'a pas de persistance de la contraction. Avec le courant à interruptions fréquentes, on commence à avoir des contractions à 3oo, et le muscle reste dur et contracté pendant quelques secondes après le passage du courant.

D'une façon générale, nous voyons que ceux qui ont

publié des observations se bornent soit à la publication, purement et simplement sans essayer d'expliquer ce phénomène ; que d'autres au contraire essayent de faire rentrer ces cas dans un cadre nosologique connu.

Pour les uns, il s'agit simplement d'une forme anormale de la maladie de Thomsen ; pour d'autres, il s'agit d'une simple association. Raymond admet aussi la possibilité de ces associations dans une de ses cliniques des maladies nerveuses. Il montre un malade atteint d'une méningo-myélite syphilitique et chez lequel se développe dans une première phase une paralysie complète du membre inférieur gauche avec atrophie et une parésie du membre inférieur droit, dans une deuxième phase les phénomènes myotoniques de la maladie de Thomsen. Et, à ce sujet, il fait remarquer que l'association de cette dernière maladie avec une autre affection du système nerveux est loin d'être un fait rare. Il en cite plusieurs exemples : le cas d'Erb (association de la maladie de Thomsen avec une sclérose en plaques), le cas de Marie (attaques d'épilepsie jacksonniennes et maladie de Thomsen) et quelques-uns de ceux dont nous avons rapporté les observations.

Noguès et Sirol, dans un cas rapporté par eux, ont porté le diagnostic de : mélange de myotonie congénitale (à forme fruste) et d'atrophie musculaire (type Charcot-Marie).

Cette association de ces deux facteurs : *myotonie et atrophie* a donc été bien diversement interprétée ; faut-il, avec Hoffmann, admettre une certaine dépendance ou, avec d'autres auteurs, n'admettre qu'une simple coïncidence ? Y a-t-il lieu de discuter sur le terme myopathie et ne vaudrait-il pas mieux le remplacer par un terme plus vague ? Ce qui fait l'intérêt de cette deuxème question que nous nous posons, c'est le fait de savoir si nous avons affaire à une atrophie d'origine médullaire ou, au contraire, à quelque chose de purement musculaire. Mais alors le problème est presque résolu. En effet, Raymond, dans une de ses cliniques, étudia les rapports nosologiques des diverses variétés d'atrophie musculaire progressive. Il montra qu'à la théorie uniciste, la première en date, on en substitua une autre, qui est la théorie dualiste ; en se basant sur cette théorie, on morcela l'atrophie musculaire progressive en un certain nombre de types ayant leur caractère propre et leur individualité sembla alors bien assise.

Mais Werdnig-Hoffmann décrivit un type d'atrophie ayant des caractères communs aux myélopathies et aux myopathies, et ce fut cette maladie qui servit de trait d'union et qui nous ramène à la doctrine unaliste, théorie actuelle édifiée d'ailleurs sur des bases nouvelles.

Après cela, l'intérêt qu'il y aurait à discuter si l'association de la maladie de Thomsen avec une atrophie musculaire, se ferait surtout avec le groupe myélopathique ou myopathique, est bien minime.

Mieux vaut admettre que nous nous trouvons en face d'un ensemble de symptômes, tenant de deux affections bien décrites à l'heure actuelle, et que ce complexus symptomatique, auquel Rossolimo a donné le nom de *myotonies atrophiques*, est une affection un peu spéciale servant de trait d'union, ou de maladie de passage entre les myotonies d'une part et les atrophies musculaires d'autre part.

Et au total pour un cas comme le nôtre on pourrait aussi bien, comme l'a dit notre maître, l'intituler *Myopathie progressive avec hypertonie* que *Maladie de Thomsen fruste avec atrophie musculaire.*

CONCLUSIONS

I. Le tonus musculaire normal peut présenter dans
les maladies qui attaquent le muscle, soit directement,
soit par l'intermédiaire du système nerveux, des modifications qui l'exagèrent ou la diminuent. C'est l'hypertonie ou myotonie d'une part, l'hypotonie ou l'a-
tonie d'autre part.

II. Il semble au premier abord que ces deux varia-
tions, en sens inverses du tonus, ne puissent exister
chez le même malade ; l'observation montre au contraire leur coexistence fréquente.

III. En ce qui concerne plus spécialement les faits
que nous avons étudiés, on peut voir la myopathie,
affection hypotonique, coïncider avec des phénomènes
de myotonie qui rappellent la maladie de Thomsen.

IV. Ces faits constituent un groupe clinique, intermédiaire entre les myopathies et la maladie de Thomsen, auquel on peut donner le nom de « myotonies atrophiques. »

BIBLIOGRAPHIE

Bernhardt, Deutsche med. Wochenschrift, 1899.

Crock, Comptes rendus du Congrès des médecins aliénistes et neurologistes de France, Limoges.

Frohmann, Uber Thomsche Krankheit und Muskelatrophie (Deutche med. Wochenschrift, 1900).

Hoffmann, Deutsche Zeitschrift fur Nervenheilkunde, vol. IX, 1900, vol. XVIII, 1900.

Jolly, Uber Myotonia acquisita (Neurol. Centralblatt, 1896).

Kornhold, th. de Paris, 1897.

Lamy, Mal. de Thomsen, in Traité de médecine « Brouardel et Gilbert ».

Lannois et Porot, Nouvelle Iconographie de la Salpêtrière, 1903.

Nogués et Sirol, Mal. de Thomsen à forme fruste et atrophie musculaire (Nouvelle Iconographie de la Salpêtrière, 1899).

Pelizæus, Berliner klin. Wochenschrift, 1897.

Rossolimo, Myotonies atrophiques (Nouvelle Iconographie de la Salpêtrière, 1902).

Raymond, Cliniques, 1898, 1900.

Schœnborn, Deutsche Zeitschrift für Nervenheilkunde, Bd XV.

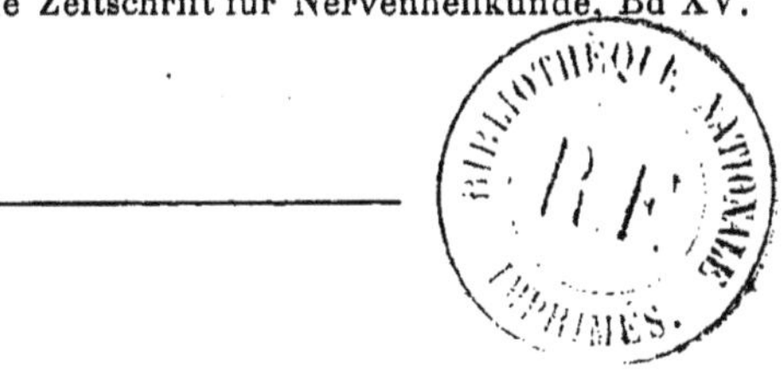

TABLE DES MATIÈRES

Lyon. — Imp. A. REY, 4, rue Gentil. — 37876